Te 26/35

DU

CANCER

ET

DE SA CURABILITÉ,

PROUVÉE PAR DES FAITS ; — TRAITEMENT SPÉCIAL

PAR

LE DOCTEUR JOANNARD

« Quæ non ferrum sanat, ea ignis sanat. »
(HIPPOCRATE, aph. 6, sect. VIII.)

PARIS

E. REPOS, LIBRAIRE-ÉDITEUR

70, RUE BONAPARTE, 70

1863

CANCER

ET

DE SA CURABILITÉ.

TRAITEMENT SPÉCIAL; — FAITS A L'APPUI

Le cancer est-il essentiellement incurable ? Est-il vrai
que les ressources de l'art soient aussi impuissantes contre
cette maladie que les efforts conservateurs de la nature ?
On le croit communément; on dit que la cause première
réside dans tout l'organisme, qu'elle infecte le sang et les
humeurs, qu'elle altère la vie dans ses forces et dans son
principe, et l'on induit de ces idées théoriques qu'il est
inutile d'opposer aucun moyen actif ou chirurgical à une
maladie nécessairement mortelle, et contre laquelle on
ne connaît aucun spécifique. Formulée d'une manière
aussi générale et absolue, cette opinion manque d'exactitude et de vérité; elle est infirmée par des faits qu'on ne
peut récuser. Les ouvrages les mieux accrédités présentent
des exemples de cancers guéris par des opérations chirur-
gicales; ce sont des faits avérés et assez nombreux pour
avoir une valeur qui ne peut être négligée dans une
science fondée sur l'observation. Nous avons nous-même
des preuves à donner contre cette théorie d'une incurabi-

lité absolue du cancer ; nous avons obtenu des guérisons complètes et durables par une méthode de traitement que nous employons avec succès depuis quelques années. Nous venons exposer les avantages et le mode d'action de cette méthode, et citer à l'appui de son efficacité quelques faits extraits de notre pratique. Nous présenterons d'abord des notions succinctes sur les cancers externes, auxquels ce traitement est applicable, et nous y joindrons quelques considérations sur leur pathogénie et sur leur curabilité.

Le cancer naît dans les organes comme une sorte de parasite ; c'est un produit nouveau qui se forme lentement ; il s'étend ensuite en détruisant les tissus voisins, quelle que soit leur nature ; il devient le siége de douleurs lancinantes ou brûlantes, et d'un travail morbide qui produit un ramollissement partiel et l'ulcération ; ces ulcères sont caractérisés par une forme et un aspect particuliers, et par la sécrétion d'une humeur ichoreuse et fétide ; à la fin, toute la constitution s'altère et dépérit ; le cancer tend à se disséminer, à se propager ; abandonné aux ressources de la nature, il se termine nécessairement par la mort ; enlevé par l'opération, il se reproduit très-fréquemment. Ces caractères généraux, tirés soit de la structure anatomique, soit de la marche et des symptômes de la maladie, subissent, selon les cas, des modifications importantes, d'après lesquelles on a distingué différentes formes ou espèces de cancer. Les deux principales sont le squirrhe et l'encéphaloïde ; il faut y joindre, malgré quelque différence dans leur constitution histologique (1), les tumeurs fibro-plasti-

(1) On a fait dans ces derniers temps des recherches microscopiques pour éclairer le diagnostic du cancer et de ses diverses espèces. MM. Broca, Lebert et d'autres micrographes ont assigné comme caractère essentiel du cancer l'existence de cellules de formes variées, de noyaux et de nucléoles, et ils ont dit que les tumeurs fibro-plastiques et les cancroïdes, ne présentant pas ce caractère, devaient être rejetés de la famille des cancers. Mais tous les histologistes ne sont pas d'accord sur ce dernier point, et de nouvelles recherches ont montré que

ques et les cancroïdes, ainsi que les tumeurs colloïdes et chondroïdes. Indiquons brièvement les signes distinctifs de ces espèces.

Le squirrhe, qui se présente lui-même sous des formes variées, est remarquable par sa dureté, ses inégalités, et par la lenteur de ses progrès, surtout dans la forme dite *atrophique;* il est moins volumineux, et contient moins de vaisseaux que l'encéphaloïde; il tend à attirer la peau et à l'ulcérer de dehors en dedans; le fond de l'ulcère est dur et grisâtre, ses bords sont renversés. Le tissu squirrheux se compose de bandes blanchâtres fibro-celluleuses, disposées en cloisons ou en rayons, entre lesquels est déposée une matière amorphe, d'un blanc bleuâtre ou grisâtre, demi-transparente, et ressemblant à la couenne de lard; quand on le divise, il *crie* sous le scalpel, et sa coupe se creuse et s'excave; la pression en exprime un suc lactescent. Il ne contient pas de nerfs ni de vaisseaux lymphatiques; les vaisseaux sanguins y sont moins nombreux que dans l'encéphaloïde. — Celui-ci est plus globuleux, plus mobile et plus volumineux; sa consistance varie dans ses diverses parties, il contient souvent des kystes; sa marche est aussi plus rapide que celle du squirrhe; il refoule la peau qui rougit et s'ulcère de dedans en dehors; une fois ouvert, il présente des excavations, des anfractuosités, et souvent des excroissances fongueuses, d'où s'exhalent du sang et un ichor abondant et fétide. Les hémorrhagies sont plus fréquentes que dans le squirrhe; et l'on y observe plutôt les engorgements des ganglions voisins. Le tissu encéphaloïde est d'un blanc laiteux, rosé, non transparent, disposé par lobes que séparent des cloisons celluleuses; il se ramollit promptement et ressemble alors à la substance grise du cerveau. On y trouve en plus

la cellule à noyau pouvait manquer dans des tumeurs réellement cancéreuses, et exister d'autre part dans des tumeurs qui ne le sont point.

grande quantité que dans le squirrhe l'élément liquide ou ichor, nommé *suc cancéreux* par M. Cruveilhier.

Les tumeurs fibro-plastiques se rapprochent plus de l'encéphaloïde que du squirrhe. Les chondroïdes présentent une dureté cartilagineuse; les colloïdes, une trame aréolaire, qui contient une sorte de gelée jaunâtre. Ces espèces sont plus lentes et plus tardives dans leur évolution et dans leur retentissement sur l'organisme, mais elles finissent également par amener les mêmes désordres que les formes les plus graves.

Les cancroïdes de la face ont une physionomie spéciale : ils commencent par un petit bouton verruqueux ou par un ulcère croûteux ; ils causent peu de douleur, et plutôt un prurit incommode ; ils font d'abord peu de progrès et conservent longtemps une apparence bénigne ; mais, à la fin, ils s'étendent, corrodent et détruisent tous les tissus qu'ils envahissent de proche en proche.

Il serait difficile d'expliquer l'origine des produits accidentels qui constituent le cancer anatomiquement. Ces tissus sont composés d'éléments distincts et doués d'une vitalité spéciale, qui est en antagonisme avec la vitalité normale des organes; leur nature hétéromorphe accuse sans doute une déviation de la force plastique qui a présidé à leur formation; et c'est avec raison que celle-ci a été rapportée à une altération spéciale des actes intimes de la nutrition. Toutefois, ce n'est là qu'un fait primordial, dont la cause est inconnue.

Les affections cancéreuses ont une marche très-variable, en raison de diverses circonstances, telles que l'espèce et le siége du cancer, la constitution et le tempérament du malade. Sous ce rapport, on admet plusieurs temps ou périodes d'une durée également indéterminée : l'invasion et le développement, le ramollissement et l'ulcération, et enfin la cachexie. La première période, dite de non-activité, peut se prolonger pendant plusieurs années ; la maladie paraît même stationnaire, ce qui s'observe surtout dans le squirrhe atrophique, dans certaines tumeurs chondroïdes, et dans quelques ulcères ou cancroïdes secs. A dater de la période d'activité ou de ramollissement, la durée est plus restreinte : elle varie de deux à quatre ans, et peut se réduire à un an, et même à quelques mois pour certains encéphaloïdes, pour certains cancers qu'on a désignés sous le nom d'aigus ou galopants. La dernière période, ou cachexie cancéreuse, diffère peu de celle qui survient à la fin d'autres affections chroniques; elle se reconnaît aux signes suivants : couleur jaune terne de la peau, flaccidité des chairs, trouble des fonctions principales, amaigrissement, perte des forces, dissolution du sang et des humeurs; il y a quelquefois des hydropisies, d'autres fois une réaction fébrile irrégulière; mais celle-ci manque le plus souvent. Les malades s'éteignent dans le marasme ou dans l'épuisement causé par les douleurs, ou bien ils succombent à une maladie intercurrente.

Cette terminaison par la mort est inévitable, quelles que soient la marche et la durée de la maladie. Abandonné à lui-même, le cancer poursuit son évolution en un temps qui varie selon les espèces, et dont l'issue est toujours fatale. Enlevé par l'instrument tranchant, il se reproduit très-souvent : il repullule dans son siége primitif, ou bien il envahit un autre organe, interne ou externe. Cependant, cette récidive n'est pas constante : la plupart des chirurgiens rapportent des faits irrécusables de guérison. On lit à ce sujet, dans l'ouvrage de M. Velpeau sur les *Maladies du sein*, p. 560 : « Un assez grand nombre de faits éparpillés dans les ouvrages prouve, sans réplique, que des femmes ont été radicalement guéries de véritables cancers. Pour mon compte, j'en compte plus de vingt exemples parfaitement constatés, sans parler de ceux que j'ai perdus de vue. »

Le cancer est rare dans l'enfance, dans la jeunesse et

dans la vieillesse avancée; il se déclare communément au déclin de l'âge mûr ou au commencement de la vieillesse. Sa transmission par l'hérédité, contestée par quelques auteurs, est reconnue par le plus grand nombre; on reconnaît aussi que les chagrins et les passions tristes en favorisent le développement. Quant aux prédispositions relatives à la constitution, au tempérament, aux habitudes de régime, à l'état de santé antérieure et aux influences des saisons et des climats, on ne peut rien dire de bien précis et de bien constant. — Autrefois, on admettait généralement que d'autres maladies locales, telles que des indurations, des stéatômes, des tumeurs bénignes et des ulcères de nature variée, étaient susceptibles de dégénérescence et de transformation cancéreuse. Cette opinion a été rejetée de nos jours d'une manière trop absolue : on a vu dans le cancer une affection spécifique dès son origine, une entité tellement distincte qu'elle ne pouvait être la suite d'une autre lésion. Mais l'observation laisse des doutes à cet égard, et l'opinion des anciens a repris faveur auprès d'autorités fort compétentes en cette matière : M. Benett admet complétement ces sortes de transformations; et M. Velpeau, qui avait d'abord vivement combattu cette manière de voir, est aujourd'hui disposé à l'adopter.

L'origine du cancer, de celui du sein, par exemple, est souvent rapportée à un coup, un froissement, une violence extérieure. Ces causes sont dites occasionnelles, car elles ne paraissent pas suffisantes, de même que les prédispositions que nous venons d'indiquer, pour expliquer la formation du cancer. Tels sont en effet les caractères de la maladie, et sa nature réfractaire et spécifique (1), que

(1) Le cancer est certainement une affection spécifique; il forme une espèce bien distincte par sa composition anatomique et ses autres caractères. Toutefois il faut admettre des degrés variés de spécificité, et reconnaître des affections plus spécifiques que le cancer, sous le rapport de leur cause et de leur traitement, telles que les maladies virulentes et contagieuses, et les fièvres paludéennes.

la cause de sa génération primitive a été placée dans une disposition interne et préexistante, qu'on a nommée le vice ou la *diathèse cancéreuse* (1). On entend par là soit un principe d'une nature inconnue, délétère et non assimilable, soit une disposition générale, tellement liée à l'affection qu'elle suscite, que l'invasion de celle-ci est immanquable, selon l'expression de quelques auteurs. L'incurabilité absolue du cancer serait la conséquence de cette théorie, puisqu'on ne connaît aucun moyen de détruire ou de neutraliser la diathèse cancéreuse. Mais nous avons vu qu'on avait des exemples certains de guérison du cancer; et il suffit sans doute de rappeler ces faits pour comprendre que le principe, ou la nature de cette maladie, ne peut être ce qu'on a entendu par la diathèse.

Remarquons d'ailleurs que cet état de diathèse, ou d'infection constitutionnelle, n'est admis que par hypothèse; on ne lui assigne aucun attribut spécial, aucun signe manifeste. Quand un cancer externe se déclare, son apparition n'est point liée à quelque trouble notable de la santé générale; il atteint souvent des personnes bien constituées et qui n'ont pas eu de maladie antérieure ; il peut même exister longtemps sans donner lieu à aucune réaction, ni à aucun indice d'une altération générale. Ce n'est point ainsi que se comportent d'autres affections réellement diathésiques dès leur naissance, comme les scrofules, la phthisie, le scorbut; dans ces cas, les manifestations locales sont accompagnées et même précédées des signes qui indiquent un vice humoral ou une perturbation générale. Les symptômes du cancer sont d'abord et longtemps bornés à l'organe qui en est le siége; ce n'est que dans certaines formes et dans une période avancée qu'on

---

(1) Ce mot de diathèse a reçu diverses acceptions; nous le prenons ici dans le sens que lui donnent ceux qui en font un argument contre la curabilité du cancer.

observe la propagation du mal et des signes d'infection. Nous ajouterons que les recherches de M. Andral sur les qualités du sang, ont montré que ce liquide n'était que tardivement altéré dans cette maladie; ce n'est en effet qu'après le ramollissement et l'ulcération, qu'il a constaté dans le sang une diminution des globules, et la présence de lamelles à surface granitique, de forme elliptique et plus volumineuses que les globules du pus. Il est probable que ces altérations appartiennent à la période de cachexie; quoi qu'il en soit, elles n'existent pas au commencement de la maladie, et le sang ne présente aucune modification qui annonce un état d'infection ou de diathèse.

On trouve dans les auteurs des opinions qui se concilient mieux avec les faits observés. Peyrilhe considérait le cancer comme primitivement local; d'après cet auteur, la diathèse était consécutive et dépendait de l'absorption par les lymphatiques de l'ichor ou suc cancéreux. Récamier ne voyait pas non plus dans la diathèse une disposition générale de l'organisme : c'était pour lui une susceptibilité locale des organes à être affectés de cancer, à la suite de diverses causes occasionnelles ou prédisposantes; cette aptitude pouvait être congéniale, comme les aptitudes physiologiques des organes pour les fonctions qu'ils exercent, et leurs aptitudes pathologiques à contracter, sous l'influence d'un virus, une maladie spécifique, telle par exemple que la syphilis. Nous remarquons, en passant, ce rapprochement étiologique, qu'on retrouve également dans l'opinion de M. Velpeau. Celui-ci repousse l'idée d'une infection générale primitive : il ne voit dans les phénomènes initiaux du cancer qu'une affection locale qui tend à s'étendre et à se propager. Il explique son origine par une hypothèse qui lui paraît plus conforme à l'observation que celle d'une diathèse primitive; il suppose qu'un épanchement de sang ou d'albumine s'étant effectué sous l'influence d'une cause extérieure, il s'établit un travail morbide dans cette matière qui se dénature et agit à la manière d'un germe, d'un virus ou d'un ferment, s'étendant par un mouvement exosmotique, et propageant l'infection dans l'économie.

Il résulte des considérations que nous venons de présenter, que l'existence d'un état spécial ou diathésique d'infection constitutionnelle ne ressort pas de l'interprétation légitime des faits, et qu'on ne peut en inférer l'incurabilité absolue du cancer. L'expérience démontre que le mal est d'abord limité à l'organe qu'il occupe; qu'il s'y développe avec sa nature spéciale et réfractaire, et qu'il tend ainsi à exercer sur toute l'économie son influence pernicieuse. L'infection générale n'a donc lieu que d'une manière consécutive ; c'est une intoxication plutôt qu'une véritable diathèse, et l'époque où elle se produit est singulièrement variable. Elle peut être favorisée par des prédispositions individuelles, et surtout par la nature particulière de quelques espèces de cancer qui réagissent promptement sur l'économie; mais elle est tardive dans d'autres espèces, et il n'est pas rare de voir survenir le ramollissement et l'ulcération, avant que la maladie se soit généralisée. Nous avons guéri des cancers ulcérés, et nous pourrions en citer plusieurs exemples, sans parler des ulcères cancroïdes, dans lesquels il y a rarement un état de diathèse ou d'infection interne.

Une autre conséquence pratique découle des considérations précédentes, c'est que pour obtenir la guérison du cancer, il faut le traiter dans un temps opportun et par des moyens puissants et efficaces. Nous avons vu que cette maladie, si grave par sa nature, par ses suites et son issue inévitable, peut exister longtemps avec des apparences qui en dissimulent la gravité. Il est donc utile et très-important de prémunir ceux qui en sont atteints contre une sécurité funeste, et de les avertir d'un danger qui peut être prévenu. Le médecin consulté devra apprécier toutes les circonstances qui peuvent éclairer le diagnostic; il s'agit ici des cancers externes qu'il est plus facile de reconnaître que les internes, et les caractères que nous leur avons assignés empêcheront de les confondre avec les lésions qui s'en rapprochent. Mais le diagnostic doit être complet; il faut reconnaître s'il existe ou non une diathèse constitutionnelle; il faut apprécier dans leur ensemble et séparément les signes actuels et antécédents, les prédispositions congéniales ou acquises, l'état des fonctions, la forme et la nature particulière de la lésion locale, son degré de développement et d'extension; il faut rechercher s'il y a induration des ganglions et du tissu cellulaire ambiants, existence simultanée de plusieurs cancers, et enfin un état général de cachexie. Cet examen conduira à un jugement éclairé sur la gravité du mal et sur la possibilité ou l'impossibilité de le guérir. De là des indications curatives ou seulement palliatives. Les premières consistent principalement à détruire le produit anormal qui constitue le cancer, et c'est le but que nous atteignons sûrement par l'application de notre méthode.

Il paraît en effet impossible d'obtenir la résolution du cancer réel et confirmé. On a employé successivement et préconisé, comme spécifiques de cette maladie, bien des substances médicamenteuses administrées à l'intérieur ou à l'extérieur : Storck prétendait guérir avec la ciguë, Lambergen avec la belladone, Lefebvre de Saint-Ildefond avec l'acide arsénieux, Gerbier avec l'acétate de cuivre; d'autres ont vanté les préparations d'iode, de plomb, de fer ou d'or, l'eau pure et le *cura famis*, les eaux minérales de Celles, les moyens antiphlogistiques, ou des médications appropriées aux indications particulières de chacun des cas. Mais l'efficacité de ces divers remèdes, dont le nombre atteste l'impuissance, n'a pas été confirmée par l'expérience des meilleurs praticiens; et l'on explique par des erreurs de diagnostic les succès obtenus. Il est certain que les progrès de la science ont donné plus de précision et d'exactitude au diagnostic; on connaît mieux qu'autrefois les signes distinctifs du cancer. Cependant, il faut convenir qu'il y a des cas qui peuvent paraître douteux, et dans lesquels quelques-unes des médications que nous venons d'énumérer, trouveront une utile application. Il n'est pas dans nos vues d'entrer dans des développements à ce sujet : le traitement sera institué selon les indications; mais s'il n'amène pas de changement favorable, et si le cancer se décèle par quelque signe, on se hâtera d'avoir recours aux seuls moyens vraiment efficaces, qui consistent à le détruire.

La destruction des produits cancéreux, mais une destruction complète et faite avec opportunité, tel est donc le moyen d'en opérer la cure radicale. Nous atteignons ce but à l'aide d'une méthode de traitement, qui présente une supériorité incontestable sur l'opération chirurgicale. Nous l'employons avec une confiance fondée sur ses effets, sur ses avantages observés dans une pratique déjà ancienne, et principalement sur les précieux résultats qu'elle nous a procurés. Elle est applicable à un grand nombre de cancers externes. Son action destructive est lente, graduelle et sûre; celle-ci peut être réglée selon les circonstances, et appropriée aux dispositions individuelles, comme à la forme et à l'étendue de la lésion; elle cause peu de réaction et peu de douleur, et les malades la supportent bien mieux que la plupart des caustiques, dont elle présente les propriétés et les avantages. Nos applications successives agissent spécialement sur les tissus anormaux qu'elles atteignent et détruisent dans leurs racines les plus profondes; elles provoquent un travail inflammatoire modéré, et une suppuration consécutive qui, séparant les parties saines des parties infectées, amène l'entière élimination de ces dernières. Il en résulte une plaie de bonne nature et de bon aspect, qui se déterge, se rétrécit et se cicatrise très-promptement. Ces effets locaux, que nous résumons brièvement, s'accompagnent de phénomènes généraux bien différents de ce qu'on observe pendant l'opération par l'instrument tranchant : celle-ci produit une sorte de commotion et des signes de concentration générale ; notre traitement détermine au contraire un mouvement d'expansion, une certaine élévation du pouls, une légère augmentation de la chaleur, sans aucun trouble sérieux des principales fonctions. Cet ensemble de phénomènes nous paraît indiquer une modification spéciale de la vitalité et une action thérapeutique importante ; et nous sommes porté à expliquer, par un tel mode d'action, le principal avantage de notre méthode, réservée du reste aux cas où elle est indiquée, de garantir sûrement des récidives malheureusement si fréquentes après l'opération. — Considérons d'ailleurs qu'il est bien difficile à l'opérateur le plus habile de poursuivre le mal dans ses racines les plus ténues, les plus profondes et les plus éloignées, et cela au milieu de l'effusion du sang, et malgré la prudence imposée par le soin d'éviter la lésion d'organes importants, tels que les vaisseaux. On comprend par là qu'on peut avec raison attribuer à une extirpation incomplète la plupart de ces récidives, qui suivent si promptement l'opération, et qui se manifestent sur la cicatrice elle-même ou sur des parties voisines.

Notre méthode présente d'autres avantages bien considérables, qui lui sont communs avec la cautérisation : elle met à l'abri des accidents si graves qui atteignent tant de malades opérés par le bistouri. Je veux parler des hémorrhagies, de l'érysipèle traumatique, de la phlébite et de l'infection purulente. Ces accidents sont si fréquents, à certaines époques, que les chirurgiens sont obligés de suspendre toute opération chirurgicale. L'infection purulente est due à la résorption du pus par les bouches béantes des vaisseaux divisés; c'est un accident presque constamment mortel, et la découverte de sa cause réelle a contribué à restreindre, autant que possible, l'emploi du bistouri. La chirurgie moderne lui a substitué d'autres méthodes; elle en a imaginé de nouvelles et elle est revenue aux anciennes, surtout à la cautérisation, dont les avantages avaient été signalés par Justamond, Fr. Cosme, Pluncket, Dubois, Récamier. — Notre méthode se recommande particulièrement par cette précieuse immunité des accidents immédiats de l'opération; elle est d'une application toujours facile et exempte de danger; ajoutons qu'on peut l'employer dans un âge avancé, et qu'elle n'exige pas des précautions hygiéniques sévères. Loin d'assujettir nos malades à garder le lit et à observer un régime rigoureux, nous leur conseillons un exercice habituel et une bonne alimentation. Toutefois il est important de surveiller l'exercice des fonctions et d'en maintenir la régularité; enfin il faut combattre les complications, s'il en existe, et remplir les indications qui peuvent survenir par des médications convenables.

Il nous reste à présenter un résumé des faits qui démontrent l'efficacité de notre traitement. Nous donnerons des observations relatives aux principales formes de cancer, et nous choisirons de préférence celles dont le résultat pourra être vérifié (1).

SQUIRRHE LIGNEUX.

Madame C..., âgée de 63 ans, d'un tempérament sanguin-lymphatique, et d'une bonne constitution, s'est aperçue, il y a cinq ans, qu'elle avait au milieu du sein

(1) Les renseignements et les indications nécessaires seront communiqués aux personnes qui me consulteront, et qui auront un intérêt direct à constater les guérisons obtenues.

gauche une petite tumeur dure et mobile, du volume d'une noix. Survenue sans cause apparente, cette tumeur a grossi lentement et presque sans douleur; depuis cinq mois, la malade y ressent de la chaleur et quelques élancements; et depuis trois mois, il s'est formé autour du mamelon, qui s'est déprimé, une fissure profonde, d'où s'exhale une humeur fétide et quelquefois un peu de sang. Consulté le 30 septembre 1861, je constate dans le sein affecté les caractères suivants : ulcération étroite et profonde, au milieu de laquelle le mamelon est enfoncé; de chaque côté de l'ulcère, un sillon transversal divise superficiellement la tumeur en deux masses à peu près égales, et du volume de la moitié d'une orange ordinaire; chacune d'elles est dure, et la supérieure offre au milieu une bosselure d'une couleur violacée; suintement d'une humeur ténue, quelquefois sanieuse, d'une odeur fétide. Il n'y a pas d'engorgement ganglionnaire sous l'aisselle, ni sur la clavicule; la malade ressent des élancements fréquents; elle a maigri depuis quelque temps, mais sa santé générale est bonne. Elle a employé diverses médications infructueuses, et n'a pas voulu se soumettre à l'opération, conseillée par plusieurs chirurgiens. Elle se décide pour mon traitement, qui est commencé le 30 septembre : je fais à des intervalles de quatre à six jours quatorze applications successives, qui sont terminées au bout de trois mois, sans avoir produit aucun accident; l'escarre se détache et découvre une plaie de bon aspect, et celle-ci se rétrécit peu à peu, et se cicatrise complétement en vingt jours. Pendant son traitement, la malade a été purgée six fois et a fait un usage habituel d'une tisane dépurative et laxative; elle ne s'est jamais alitée, et a continué de s'occuper des soins de son intérieur, elle parcourait même une grande distance pour se rendre à mon cabinet.

Cette observation présente un exemple de cancer squirrheux ulcéré, caractérisé par sa formation lente, par les inégalités et la dureté de la tumeur, par la forme de l'ulcère et par la fétidité de l'écoulement. Depuis l'ulcération, l'amaigrissement, les douleurs plus fréquentes, et la marche plus active, annonçaient une propagation imminente, et il était important de ne pas différer le traitement, dont le succès a été complet. D'après des nouvelles récentes, la guérison s'est parfaitement maintenue et madame C... jouit d'une bonne santé.

ENCÉPHALOÏDE.

Madame F... n'a pas eu d'enfant et n'a pas éprouvé de maladie grave ; elle est âgée de 60 ans, et d'une forte constitution ; elle est atteinte depuis deux ans d'une tumeur au sein gauche, qui s'est formée à la suite des chagrins que lui a causés la perte de son mari. Elle ne se souvient pas d'avoir reçu aucun choc sur la partie affectée. La tumeur s'est développée assez rapidement, sans occasionner aucune douleur ; ce n'est que depuis quelques mois qu'elle donne lieu à des élancements fréquents. — Madame F... a consulté plusieurs chirurgiens célèbres de Paris, qui ont tous conseillé l'opération ; elle n'a employé aucune médication interne, et s'est bornée à l'application de l'emplâtre de Pissier. Je suis appelé à examiner sa tumeur en novembre 1861 : celle-ci est considérable et occupe la moitié supérieure du sein gauche qui est très-volumineux ; elle est de forme ovoïde, et n'a pas moins de 10 centimètres de long, sur 7 à 8 de large ; elle est mobile et d'une dureté élastique, bosselée dans une partie de sa surface, où la peau amincie, adhérente et rougeâtre, est sur le point de s'ulcérer. Il n'y a pas de ganglions engorgés, ni trouble des principales fonctions. Je commence le traitement le 12 décembre 1861 : après vingt applications qui se sont succédé à des intervalles de deux à trois jours, l'escarre qui comprend toute cette volumineuse tumeur, s'est détachée peu à peu dans tous les sens, et je puis, à l'insu de la malade, l'enlever entièrement le 7 février, après avoir excisé quelques brides encore adhérentes. Il en résulte une plaie de plus de dix centimètres, qui se déterge et se rétrécit très-promptement. Le mamelon n'ayant pas été compris dans l'escarre, je juge prudent de le détruire au moyen de quelques autres applications. Pendant ce temps, la cicatrisation continue de se faire ; elle est complète dans les premiers jours de mars, et la réunion est très-régulière, étroite et de forme linéaire. La médication interne s'est bornée à des boissons dépuratives et à des laxatifs fréquents ; la malade n'a jamais gardé le lit, ni la diète. — Je l'ai visitée dernièrement pour une bronchite, et j'ai eu occasion de constater le bon état de la cicatrice et la persistance de la guérison. — Par sa forme globuleuse, son développement assez rapide, son volume et sa marche ascendante vers la peau, bientôt altérée et sur le point de s'ouvrir, cette tumeur se présentait avec les signes d'un encéphaloïde, dont la seconde période était imminente.

TUMEUR FIBRO-PLASTIQUE.

Madame D... est âgée de 38 ans et régulièrement menstruée ; elle a eu deux enfants, et son dernier accouchement, qui date de 8 ans, a été suivi d'un engorgement laiteux du sein droit qui ne s'est pas complétement dissipé. Il est resté un point induré, et ensuite il est survenu un suintement séro-sanguinolent par le mamelon. Depuis un an l'induration s'est accrue, elle présente actuellement le volume et la forme de la moitié d'un œuf de poule, et une consistance dure, élastique et comme lardacée. La tumeur, mobile et distincte du tissu mammaire, cause tantôt de la chaleur, tantôt des douleurs lancinantes. Ces douleurs sont devenues plus vives et plus fréquentes depuis quelque temps, et la malade inquiète réclame l'application de mon traitement que je commence le 14 octobre 1861. Dix-huit applications ont été faites dans l'espace de deux mois, la tumeur a été détruite et convertie en une escarre bientôt éliminée, et la cicatrisation s'est faite régulièrement. Des nouvelles ultérieures de la malade m'ont annoncé la persistance de sa guérison.

Malgré son origine, cette tumeur m'a paru de la nature des fibro-plastiques; elle ne présentait pas l'empâtement, ni la mollesse ou la fluctuation des tumeurs qu'on a désignées sous les noms de laiteuses et butyreuses.

SQUIRRHE RAMEUX.

Madame N., âgée de 45 ans, et d'une bonne constitution, n'est plus réglée depuis quatre ans; elle a eu deux enfants, et un dépôt au sein droit à la suite de son premier accouchement. Pas d'autre maladie. Elle porte à la partie supérieure du sein gauche une tumeur assez grosse, dont elle ne fait remonter l'origine qu'à dix-huit mois; à cette époque, la perte de sa fortune lui avait causé un profond chagrin; elle n'avait pas reçu de coup.—Dans les commencements de cette maladie, elle a fait une application de vingt sangsues autour de la tumeur, qui était indolente et du volume d'un marron. Depuis lors celle-ci a fait des progrès plus rapides; elle est actuellement arrondie irrégulièrement, aplatie et légèrement bosselée à sa surface, avec un diamètre de 7 à 8 centimètres; elle paraît s'étendre profondément sans être adhérente; elle est dure et élastique, et la peau qui recouvre la bosselure est rouge et amincie. Le mamelon, refoulé en bas, n'est pas altéré. Des douleurs sous forme d'élancements se manifestent de temps en temps, surtout après des mouvements violents et de la fatigue; elles retentissent dans le bras; il n'y a pas de ganglion engorgé sous l'aisselle. Mon traitement, com-

mencé en décembre 1861, a souvent produit une vive
réaction locale, et cette circonstance en a accru la durée;
il n'a été complétement terminé qu'au commencement de
mai; à la fin de février, la tumeur principale était détruite
et éliminée; mais j'ai dû faire plusieurs applications pour
détruire quelques prolongements, dont l'un s'étendait vers
le mamelon. La cicatrisation s'est bien faite, malgré la
forme profonde et sinueuse de là plaie, et la guérison s'est
parfaitement maintenue.

D'après ses caractères et les prolongements qu'elle présentait, cette tumeur appartenait à l'espèce de squirhe dit
rameux ou rayonné.

CANCROÏDE DE LA FACE.

M. G..., âgé de 62 ans, et doué d'une constitution ro-
buste, présente sur la lèvre supérieure et sur le nez un
ulcère cancroïde, dont l'origine remonte à dix années. Il
a débuté par un petit bouton sur la lèvre; l'ulcération a
commencé trois ans après, et pendant plusieurs années
elle n'a fait que des progrès peu sensibles, en occasionnant
du prurit et des picotements; actuellement elle occupe
les trois quarts de la lèvre supérieure, et s'étend de plus
en plus sur les narines, où elle a détruit à la profondeur
de deux centimètres la partie antérieure des ailes du nez et
de la cloison médiane. Il s'en écoule surtout le matin un
ichor abondant et fétide; et il s'y forme des croûtes qui
tombent et se reproduisent constamment. — Commencées
le 20 octobre 1861, les applications topiques sont faites successivement sur les divers points ulcérés, jusqu'aux derniers jours de décembre. Chute des escarres et cicatrisation
complète au commencement de janvier.

AUTRE CANCROÏDE.

Madame M..., 45 ans, tempérament sanguin, bonne constitution, menstruation régulière. Cette femme a subi une cautérisation, il y a trois ans, pour une excroissance qui s'était formée quelques mois auparavant vers la racine du nez. Il n'y eut pas guérison : l'escarre tombée, il est survenu une croûte, puis une ulcération, qui sécrète un peu d'humeur, et quelquefois du sang. Elle est allongée, avec un fond grisâtre, et des bords durs, déchiquetés et renversés. Je commence le traitement le 16 octobre 1862, et, de ce jour au 6 novembre, je fais six applications successives. L'escarre produite se détache au bout de quinze jours; la plaie suppure et se déterge peu à peu, le fond s'élève, les bords s'affaissent, et la cicatrice est entièrement formée au commencement de décembre. Elle est très-régulière et peu apparente.

Ces deux cas de cancroïde ont présenté des signes évidents; on ne pouvait les confondre avec les ulcères vénériens, ni avec le lupus, seules lésions dont ils se rapprochent sous quelques rapports.

Il m'eût été difficile de donner plus de développements à ce travail entrepris dans un but d'utilité générale. Sous le rapport scientifique, il ne pouvait qu'être fort incomplet. Mon intention a été de faire connaître les avantages et les succès d'une méthode de traitement, que je crois préférable à celles qui sont usitées, et d'éveiller la sollicitude des malades sur une affection des plus graves, trop souvent négligée, et que le temps rend nécessairement incurable. — Quand elle est parvenue à la dernière période, que nous avons désignée sous le nom de cachexie, le médecin peut être utile en atténuant quelques symptômes dominants, comme les douleurs, les hémorrhagies et la fétidité des ulcères; des indications peuvent encore se présenter auxquelles notre méthode satisfait avantageusement; il y a des cas, et nous en avons eu dans notre pratique, où les progrès du mal sont ralentis, et l'état du malade amélioré. Mais la guérison radicale est désormais impossible; le médecin, réduit à l'emploi des palliatifs, ne peut plus intervenir que pour soulager le malade et pour soutenir ses forces contre un mal affreux, qui le ronge au dehors et qui l'épuise au dedans.

Imprimé par Charles Noblet, rue Soufflot, 18.